A TOUS

ET POUR TOUS LES AGES DE LA VIE HUMAINE

PETIT MANUEL

EXTRAIT DU GUIDE DES MALADES ATTEINTS D'AFFECTIONS

DES VOIES URINAIRES

OU DES

ORGANES GÉNÉRATEURS

TELLES QUE :

Catarrhe de vessie ;—rétention et incontinence d'urine ;—rétrécissement du canal ;—fistules urinaires ;—gravelle ;—calculs ;—pertes séminales ; —impuissance ;—**Maladies des femmes** ;—stérilité ;—affections de matrice ; flueurs blanches ;—**Maladies vénériennes et celles qui en dépendent.**

Exposé du TRAITEMENT qui leur convient

D'APRÈS L'OBSERVATION, L'EXPÉRIMENTATION PRATIQUE
ET LA MÉTHODE SPÉCIALE DE

M. GOEURY-DUVIVIER ⊛ ✳

De la Faculté de Paris, Bachelier ès Lettres et ès Sciences, ex-Médecin du Bureau de Bienfaisance du 7e arrondissement, Membre honoraire du Comité de Salubrité, ex-Chirurgien-Major, Officier de l'ordre du Mérite militaire de Pologne, etc., etc.

Fondateur du Dispensaire médico-chirurgical Saint-Côme,

ÉTABLI DEPUIS 15 ANS et consacré au

TRAITEMENT SPÉCIAL des maladies des Organes GÉNITO-URINAIRES.

Quatrième Édition

1 vol. in-8o de 600 pages, avec figures
Représentant les ORGANES URINAIRES et les ORGANES GÉNÉRATEURS.

Prix : 5 francs pour Paris ;

Pour la Province, franco, contre un bon sur la poste, 6 fr. 50 c.

PARIS

CHEZ L'AUTEUR, 134, RUE DE RIVOLI (au coin de la rue du Roule).
Et chez LEDOYEN, libraire, Palais-Royal (Galerie d'Orléans), 31.

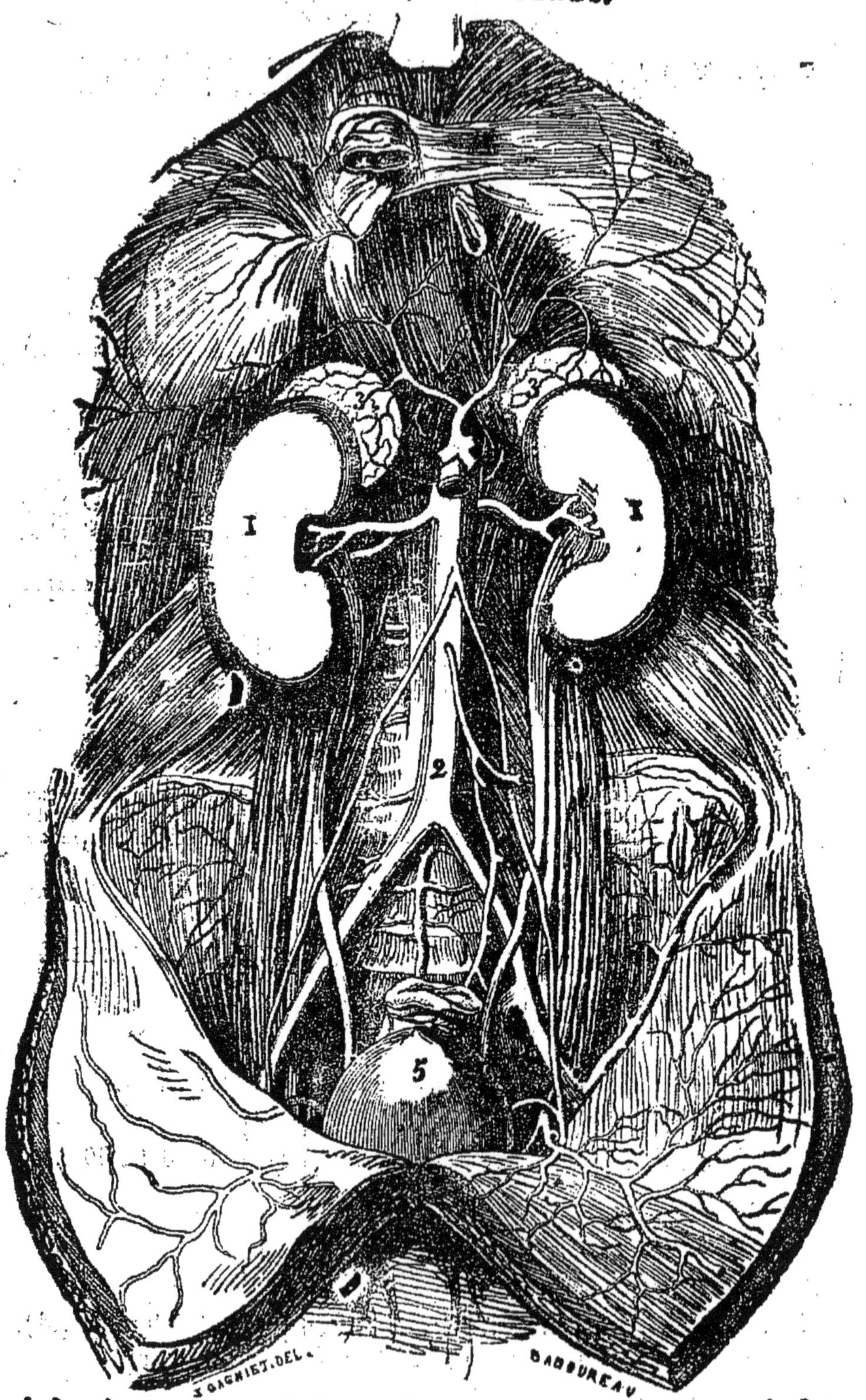

1. Les deux reins. — 2. Aorte abdominale. — 3. Glandes surrénales.
4. Uretères. — 5. Vessie.

A TOUS

ET

POUR TOUS LES AGES DE LA VIE HUMAINE.

LES MALADIES
DES VOIES URINAIRES

ET CELLES

des Organes de la Génération

CONSIDÉRÉES SOUS LE RAPPORT DE LEUR INFLUENCE SUR LE PHYSIQUE, LE MORAL ET LA DURÉE DE L'EXISTENCE.

Au nombre des maladies qui envahissent l'économie, il en est dont le germe ne se développe que lentement : ces affections sont d'autant plus perfides qu'elles n'avertissent sérieusement les sujets qu'elles atteignent, qu'au jour des intolérables douleurs, et quand l'altération des organes est devenue trop profonde pour ne pas être incurable. Tous les moyens de l'art ne sont plus que des palliatifs, et le désespoir des familles accuse injustement son impuissance : *l'art peut secourir, aider, mais il ne peut jamais recréer.*

Il y a une vingtaine d'années, les maladies de matrice passaient pour rares et incurables : c'est qu'alors la pudeur des femmes gardait le plus longtemps possible de secrètes souffrances et n'osait les confier au médecin que lorsque la désorganisation était devenue irrémédiable. Depuis que les médecins *spécialistes* ont publié de nouveaux travaux sur les maladies des femmes, depuis que de nombreuses opérations ont pu, grâce à plus de confiance, être pratiquées par d'habiles chirurgiens, l'inquiétude, le soin de soi-même ont rendu les femmes attentives à prévenir jusqu'aux moindres symptômes d'affections particulières qui peuvent les menacer, et si de nos jours on croit reconnaître que ces affections sont plus fréquentes, plus communes qu'on ne l'avait pensé, on remarque, que c'est parce qu'elles sont moins occultes, plus promptement et plus fréquemment avouées par les femmes qu'elles atteignent à tout âge, et combien aussi il est important de les soigner dès le principe, afin de pouvoir en triompher et les guérir.

Or, ce qui est vrai pour les maladies de matrice, l'est également pour celles qui affectent les *organes des voies urinaires et de la génération.* L'ignorance des accidents graves auxquels elle ronduisent, et trop souvent même une fausse honte, arrêtent les malades au moment de recourir aux bienfaits de la science ; ils ne s'adressent au médecin que vaincus par la douleur, ou parvenus au dernier degré de la maladie : mais le temps a marché, et ils reconnaissent trop tard combien est grande l'erreur dans laquelle ils ont si longtemps vécu, et apprennent malheureusement à leurs dépens que les affections des reins, de la vessie, de l'urètre, ne sont pas seulement le partage exclusif de la vieillesse. C'est alors que les malades ont besoin de confiance, d'appui, de secours. Quelle influence les maladies des voies urinaires n'exercent-elles pas, en effet, sur leur moral, et quelles affligeantes modifications ne viennent-elles pas opérer sur leur caractère ! Tel, naguère vif, enjoué, aimant le monde, devient tout-à-coup taciturne et cherche la solitude ; tel autre, d'un naturel bienveillant et doux, se montre rude et exigeant. Celui-ci, autrefois grand et généreux, est réduit aujourd'hui, par l'épuisement de la douleur, aux regrets envieux, à la sécheresse d'âme d'un froid égoïsme, et devient un objet d'ennui et de fatigue pour tout ce qui l'entoure ; les sources du bonheur sont taries, les affections du cœur sont éteintes, le malheureux est dans un état constant de découragement. Veut-il chercher dans le travail une distraction qui trompe ses douleurs et ses ennuis, il s'aperçoit bientôt que ses facultés intellectuelles ont perdu de leur puissance ; le moindre effort fatigue et vient épuiser des forces qui marchent désormais vers un complet anéantissement.

C'est qu'en effet les fonctions assimilatrices cessent de s'accomplir, l'appétit diminue chaque jour, les digestions se font mal. Au milieu de cet épuisement général, des rides prématurées sillonnent le visage, qui n'exprime que la souffrance et l'anxiété ; la vie alors n'est plus qu'une lente agonie que la mort ne tarde pas à terminer.

Les *affections des voies urinaires* tantôt produisent dans les reins des concrétions salines plus ou moins abondantes qui s'y implantent, écartent la trame des tissus, s'y logent, puis deviennent pour eux une cause incessante d'irritation, à la suite de laquelle ces organes s'érodent et se détruisent ; tantôt elles déterminent dans les reins une fluxion sanguine excessive, amènent leur développement morbide, et les constituent à l'état de tumeurs plus ou moins bosselées, inégales.

Si nous examinons les désordres que subit l'économie en général, nous voyons le sang mal élaboré, ne pouvant se débarrasser des éléments alibiles qu'il contient, les rejeter dans le torrent de la circulation. La répartition de ces matériaux, qui ne trouvent plus moyen de s'évacuer, se fait dans les différents organes, gêne leur mécanisme, entrave leurs fonctions et détermine des troubles qui s'annoncent par une foule d'irrégularités. L'estomac perd sa faculté dissolvante ; les intestins, atteints de dérangements incessants, n'absorbent plus que des sucs imparfaits ; le système nerveux perd sa délicatesse exquise et ne peut plus animer les parties dans lesquelles il se distribue ; le cerveau subit un affaissement notable, ses fonctions éprouvent des perturbations infinies qui portent sur l'intelligence, les sentiments et les passions ; les organes de la génération s'anéantissent, leur flétrissure et leur impuissance deviennent la conséquence inévitable de la négligence trop habituelle des malades, et les malheureux, aux prises avec des tourments de toute espèce, devenus à charge à eux-mêmes, finissent par désirer la mort comme le seul terme à leurs maux.

Physiologie de l'appareil urinaire.

Organes.

Ils se divisent en deux sections, suivant leurs fonctions :
1° Ceux de la sécrétion urinaire, qui forment l'urine ;
2° Ceux de l'excrétion, qui la reçoivent et l'expulsent.

ORGANES DE SÉCRÉTION.

1° Les deux reins ;
2° Les calices et les bassinets.

ORGANES D'EXCRÉTION.

1° Les uretères ;
2° La vessie ;
3° Le canal de l'urètre.

Sécrétion et excrétion urinaires.

SÉCRÉTION.

Les reins sont les organes sécréteurs de l'urine ; le sang leur arrive par les artères rénales, parvient aux dernières extrémités de ce vaisseau, subit une élaboration à la suite de laquelle il est transformé en urine ; ce liquide se forme instantanément dans les reins et d'une manière continue, puis arrive dans la vessie. Le besoin de l'expulsion ne tarde pas à se manifester et devient d'autant plus impérieux, qu'on recule le moment d'y satisfaire.

EXCRÉTION.

Les causes déterminantes du besoin d'uriner sont l'accumulation de l'urine dans la vessie, la sensibilité de cet organe, la rapidité plus ou moins vive avec laquelle la sécrétion s'est opérée. Alors la vessie entre en contraction, ses parois se pressent sur le fluide qui la distend. La résistance du sphincter est bientôt surmontée de manière à permettre à l'urine de s'élancer avec force dans le canal.

De l'urine.

SES QUALITÉS PHYSIQUES ET CHIMIQUES, SON EXAMEN DANS LE TRAITEMENT DES MALADIES DES VOIES URINAIRES.

L'urine, par ses principes chimiques, par ses variations, par ses altérations, doit être, dans le traitement des maladies de l'appareil génito-urinaire, l'objet d'un examen sérieux.

Chez l'adulte en état de santé, elle est transparente, citrine, d'une odeur aromatique particulière, d'une saveur salée et légèrement amère. A sa sortie immédiate de la vessie, sa température est égale à celle du corps.

Telle est celle que l'on rend le matin ; on la nomme *urine de coction*. Celle qui est rejetée immédiatement après le repas, et qu'on nomme *urine de boisson*, est presque dépourvue de couleur et de saveur.

Plusieurs substances alimentaires ou médicamenteuses altèrent les principes constitutifs de l'urine ; les asperges lui donnent une odeur fétide, la térébenthine une odeur de violette. Le genièvre, la valériane influent aussi sur elle.

La garance teint l'urine en rouge ; les fraises, les framboises lui donnent la même couleur ; l'indigo la teint en bleu, la noix de galle lui donne la propriété de précipiter les sels ferrugineux en blanc ou en vert. Les eaux minérales alcalines communiquent à l'urine une grande alcalinité.

Différentes altérations de l'urine sont aussi causées par les maladies.

Elle devient ammoniacale, dans les reins mêmes, dans certaines fièvres putrides, dans les rétentions complètes, dans les ulcérations de la vessie et les engorgements purulents de la prostate.

L'urine devient albumineuse dans certaines maladies des reins ou de la vessie.

Dans le diabète, elle contient une quantité considérable de matière sucrée.

L'urine des ictériques est colorée par la matière jaune de la bile.

On a vu des urines bleues chez les personnes qui avaient fait un usage continué de l'oxyde de fer.

Dans les maladies des reins, telle que la gravelle, l'urine est rougeâtre, trouble, et dépose un sédiment briqueté.

Dans le catarrhe chronique de la vessie, les urines sont ammoniacales, bourbeuses, et forment un dépôt purulent.

Dans l'hématurie (pissement de sang), les urines sont rouges, sanguinolentes.

L'urine des femmes enceintes démontre la présence *de la kisteïne*, pellicule blanchâtre, qui, à dater du second jour, s'élève à la surface.

Dans la spermatorrhée, les dernières gouttes d'urine sont gluantes.

Dans la *phthisie pulmonaire*, les urines sont troubles, deviennent promptement ammoniacales et se couvrent de moisissures.

Dans les maladies graves et de funeste terminaison, elles sont noires, épaisses, et en petite quantité.

Ce court exposé laisse entrevoir suffisamment l'importance qu'un médecin spécialiste attache à l'examen de l'urine dans les maladies de l'appareil urinaire ; pourquoi, en effet, ne le consulterait-il pas dans sa pratique, quand toutes les autres sécrétions, telles que la bile, la salive, les crachats, les sueurs, les écoulements de toute nature sont sérieusement explorées ?

Maladies de l'appareil urinaire

Chez les deux sexes.

Diabète.

EXCRÉTION IMMODÉRÉE DE L'URINE.

Causes. L'urine est en disproportion avec la quantité des boissons ingérées. Cette maladie se développe sous l'influence d'aliments insalubres, de boissons malsaines, de chagrins et de changements atmosphériques.

Symptômes. Soif vive, excrétion prodigieuse d'urine, peau sèche, gorge aride, pouls fébrile. Tous les principes nutritifs s'échappent par les urines, qui ont une saveur sucrée très-prononcée ; maigreur extrême ; état d'épuisement physique et moral ; mort, si de prompts secours ne viennent enrayer la marche destructive de cette affreuse maladie.

Traitement. Régime azoté, boissons astringentes ou alcalines, opium et ses préparations, bains de sable.

Néphrite.

INFLAMMATION AIGUE DES REINS.

Causes. Usage immodéré de la bière, du thé, du genièvre blessures, coups, chutes sur la région des reins, calculs dans le organes, secousses violentes, abus des alcooliques et des plaisirs de l'amour, etc.

Symptômes. Douleurs lancinantes dans les reins, pesanteur, pissement de sang.

Traitement. Antiphlogistiques des plus énergiques, applications émollientes, boissons mucilagineuses, révulsifs à la peau, bains généraux et locaux.

Néphrite chronique.

Elle ne diffère de la *néphrite aiguë* que par le peu d'intensité des symptômes et par sa marche lente et vague.

Causes. Les mêmes que les précédentes.

Symptômes. Douleurs dans les lombes et dans les aines; l'urine est parfois sanguinolente.

La néphrite chronique se détermine rarement par la résolution, souvent par l'induration ou la désorganisation des reins; pronostic d'autant plus grave que la lésion des organes est plus ancienne.

Traitement. Mêmes moyens à employer que pour la néphrite aigüe. Si elle est entretenue par des rétrécissements, des calculs, etc., les faire disparaître. Bains généraux et locaux, boissons diurétiques.

Gravelle.

Concrétions sablonneuses et pierreuses dans les reins. Cette maladie engendre fréquemment des pierres dans la vessie.

Causes. Occupations sédentaires, vice rhumatismal, conser-vation longtemps prolongée des urines. Abus des alcooliques, excès vénériens, bonne chère; les maladies des reins, de la vessie et de l'urètre y prédisposent.

Symptômes. Présence de graviers se déposant sous forme de petits cristaux au fond du vase qui reçoit l'urine. Ce liquide est alors de couleur rouge foncé et précipite un sédiment briqueté.

Traitement. Usage des boissons diurétiques, afin de produire la dissolution des calculs dans les reins et empêcher leur nouvelle formation; émissions sanguines, bains de siége émollients, bains généraux, révulsion sur la peau.

Calculs ou pierres
(En général).

Concrétions pierreuses, de forme et de nature variées qui prennent différents noms suivant les endroits où elles se forment.

Calculs rénaux
(Pierres situées dans les reins).

Ils en prennent en général la dimension et la forme. Entraînés par l'urine dans les uretères, ils peuvent s'y arrêter et s'y accroître.

Causes. Les mêmes que pour la gravelle.

Symptômes. Les malades ressentent dans les reins une excitation vive ; le tissu de ces organes s'enflamme ; la suppuration amène leur destruction, et la mort arrive. Lorsque les calculs s'arrêtent dans les uretères, ils interceptent le passage du fluide urinaire des reins dans la vessie, tombent dans cette dernière et deviennent le noyau d'une pierre.

Traitement. Les causes qui donnent naissance à la gravelle étant les mêmes que celles qui produisent les calculs rénaux, les mêmes moyens conviennent, le même traitement leur est applicable.

Calculs vésicaux

(Pierres dans la vessie).

Causes. Les mêmes que celles des calculs des reins ; ils se forment quelquefois de toute pièce dans la vessie ; le plus ordinairement sont dus à la présence d'un corps étranger dans la poche urinaire ; plus fréquemment observés chez les vieillards que chez les adultes, chez l'homme que chez la femme ; ils varient sous le rapport de leur couleur, de leur forme, de leur consistance et de leur nombre : tantôt blancs, plus ou moins rouges, même noirâtres, lisses, arrondis, quelquefois aplatis, anguleux, solitaires ou multiples.

Symptômes. Douleur plus ou moins vive à l'extrémité de l'organe viril, en faisant un effort, au moment d'une secousse, en voiture ou sur le pavé, aux dernières gouttes d'urine, envies fréquentes d'uriner ; l'émission d'urine coule quelquefois goutte à goutte.

Dans certaines circonstances le jet de l'urine est arrêté brusquement ; le malade, tourmenté par le besoin de vider sa vessie, fait de vains efforts, change de position pour y parvenir, et empêcher la pierre de se présenter au col et d'en fermer l'ouverture. Il arrive quelquefois que la pierre, au lieu d'être mobile dans la vessie, y est enchatonnée, et il est impossible qu'une pierre séjourne indéfiniment dans la vessie, sans en déterminer l'inflammation. Les parois de cet organe finissent par s'irriter, des symptômes d'une affection catarrhale se manifestent, il survient du ténesme, les fonctions digestives s'altèrent, la douleur use la sensibilité, l'amaigrissement arrive, et si l'opération ne vient enlever au calculeux la cause de ce dépérissement, il succombe au milieu de nouvelles douleurs.

Traitement. Opérations, taille ou lithotritie selon les indications ; les rétrécissements accompagnant presque toujours la présence des calculs, il faut commencer par en triompher, et disposer le canal de l'urètre à recevoir un cathéter qui a pour but de dilater et de permettre l'emploi des instruments de lithotritie lorsqu'on doit procéder par cette méthode ; administration de calmants, de bains, d'injections narcotiques.

Calculs ou pierres de la prostate.

Se développent dans les follicules de ce corps, sont nombreux, peuvent acquérir le volume d'un pois, ont en général une composition différente de celle des calculs de la vessie, reconnaissent pour causes toutes celles qui président à la formation des calculs des reins ou de la vessie.

Traitement. On a pratiqué des opérations pour extraire les calculs de la prostate ; toutes n'ont point été suivies de succès ; cependant on a incisé cette glande dans différentes directions, et on en a retiré les calculs existants. Antiphlogistiques ; bains de siége tièdes et émollients, émissions sanguines locales.

Calculs ou pierres dans l'urètre.

Venant de la vessie ou des reins, l'étroitesse des parois du canal de l'urètre explique comment ils peuvent s'y arrêter. Une irritation vive, l'inflammation, puis des fistules au périnée, en sont la conséquence, lorsqu'on ne reconnaît pas leur présence, ou lorsqu'on ne se hâte pas de les extraire.

Traitement. Extraction, injections narcotiques, refoulement des calculs dans la vessie ; quelquefois incisions à la partie inférieure du canal de l'urètre.

Rétrécissements de l'urètre.

Obstacles au libre cours de l'urine dans le canal de l'urètre.

Deux espèces de rétrécissements : spasmodiques ou passagers, organiques ou permanents. Les premiers, dus à un état nerveux du canal, les seconds, résultat de brides ou indurations de la membrane de l'urètre.

Causes. Les individus très-irritables sont sujets aux rétrécissements spasmodiques, que développent particulièrement les excès de table, etc., etc. ; ils accompagnent souvent un écoulement blennorrhagique aigu ; plus particulièrement, des écoulements anciens ; les rétrécissements succèdent fréquemment à *l'emploi intempestif et inconsidéré des injections astringentes de l'urètre;* l'exercice abusif du cheval, les maladies de la prostate, peuvent aussi les amener.

Symptômes. Difficulté d'uriner, diminution du jet de l'urine, indurations au toucher à travers les parois du canal ; leur nombre varie ; ils empêchent l'expulsion de l'urine, gênent l'émission de la liqueur séminale ; l'urine est projetée au dehors par un jet moins long, moins fort, vrillé ou bifurqué; le sperme n'est point lancé au moment de l'orgasme voluptueux et sort en bavant ou reste derrière l'obstacle, et ne finit par sortir qu'au bout de quelques minutes; irritation du canal; resserrement; rétention d'urine.

Les rétrécissements sont fort graves; l'urine s'accumule presque constamment derrière eux, irrite par son contact la membrane muqueuse urétrale, l'épaissit et la fait suppurer; la prostate augmente de volume, le ténesme et la pesanteur du coté du canal arrivent, et les efforts que font les malades pour expulser l'urine dilatent la portion prostatique de l'urètre, élargissent le col de la vessie et donnent lieu à l'incontinence d'urine, aux abcès urineux, à la désorganisation de la prostate, à des fistules; déterminent la distension de la vessie, sa dilatation partielle, son hypertrophie, sa rupture, le catarrhe chronique, les calculs, etc., etc.

Traitement. Dilatation graduée, lente et successive; j'exclus de ma méthode curative la cautérisation et toutes opérations sanglantes du canal, incisions, excisions, etc., etc. ; la dilatation graduée et convenablement pratiquée, me suffit, dans le plus grand nombre de cas; j'emploie, pour la pratiquer, mon dilatateur *spécial de l'urètre*, instrument curviligne, qui détruit seul et graduellement les rétrécissements, même dans la courbure de l'urètre. Bains locaux, injections narcotiques, boissons diurétiques; emploi des dépuratifs, si le rétrécissement est la conséquence d'une affection vénérienne.

Rétention d'urine.

Maladie très-fréquente chez l'homme, moins chez la femme.

On l'observe plutôt dans l'âge adulte et dans la vieillesse que dans la première jeunesse. Peut être complète ou incomplète.

Causes. Paralysie de la vessie même, son inertie, l'inflammation de cet organe, celle du col vésical ou de l'urètre, l'obstruction de ce canal, le gonflement de la prostate, etc., etc.

Symptômes. Accumulation de l'urine dans la vessie, au point de la distendre considérablement; l'accumultation se fait aussi dans les uretères et de proche en proche, dans le bassinet, les reins, etc.

Efforts inouïs pour rendre quelques gouttes d'une urine brûlante; douleurs dans toute la région de la vessie; dans les uretères vers les reins; si, au moyen de la sonde habilement introduite, on ne débarrasse promptement la vessie, on voit survenir la rupture et la mort.

Traitement. Cathétérisme, bains de siége, émissions sanguines, bains généraux et locaux, sondes ou bougies à demeure; antispasmodiques, lavements émollients et narcotiques.

Cystite.

INFLAMMATION AIGUE DE LA VESSIE.

Causes. Succède, dans plusieurs circonstances, à l'opération de la taille, à des coups sur la région hypogastrique ; se développe à la suite d'un accouchement laborieux, par l'abus des boissons alcooliques, par l'usage des cantharides, présence des calculs dans la vessie, les rétrécissements la produisent souvent.

Symptômes. Sensibilité extrême dans la région vésicale, douleurs vives à la moindre pression, envies d'uriner fréquentes ; ténesme vésical, pesanteur sur le rectum, élancements continuels. Si l'art ne vient au secours des malades, ils ne tardent pas à tomber dans l'adynamie, et la mort arrive.

Traitement. Emploi des antiphlogistiques dans toute leur vigueur ; applications émollientes et narcotiques, injections calmantes, boissons diurétiques, bains de siége tièdes, lavements émollients, sangsues à l'anus.

Catarrhe chronique de la vessie.

Causes. Professions sédentaires, travaux de cabinet ; habitude qu'ont les personnes de résister longtemps au besoin d'uriner. Le catarrhe vésical se montre surtout chez les vieillards, dont il est une des infirmités les plus fréquentes. Il est tout-à-fait rationnel de considérer les rétrécissements comme une des causes les plus vulgaires du catarrhe chronique de la vessie.

Symptômes. Cette maladie peut se manifester subitement, sans symptômes précurseurs ; les premiers phénomènes ont de suite un caractère de chronicité.

L'urine rendue par les individus atteints de catarrhe chronique a perdu sa transparence et contient une humeur épaisse et filante, sécrétée par la membrane muqueuse de la vessie.

Le catarrhe de vessie est difficile à guérir ; il demande des soins intelligents et persévérants ; il peut se prolonger plusieurs années, et devenir, si le malade néglige de réclamer des soins, une infirmité tout-à-fait incurable.

Traitement. Détruire les causes et combattre le catarrhe chronique par la méthode des injections émollientes, balsamiques, narcotiques ou astringentes, selon l'opportunité ; ne jamais dépasser la quantité de deux onces par injection ; laisser séjourner dans la vessie dix à vingt minutes chaque injection ; faire de deux à cinq injection par jour. Bains généraux et locaux, diète lactée, hygiène appropriée.

Faiblesse et paralysie de vessie.

La faiblesse ou l'atonie de la vessie est caractérisée par la difficulté qu'éprouve le malade d'expulser l'urine, bien que l'urètre soit parfaitement libre et que la sonde le parcoure facilement.

Causes. Les causes qui donnent lieu à la faiblesse de la vessie favorisent évidemment le développement de la paralysie. Ces causes sont les affections du cerveau ou de la moelle épinière, la distension forcée de la vessie, par suite de la mauvaise habitude de retenir les urines, les rétrécissements, etc., etc.

Les urines retenues dans cette poche s'y accumulent et forment une tumeur globuleuse au-dessus du pubis, et ne peuvent s'écouler que lorsqu'on introduit une sonde dans la vessie.

Beaucoup plus fréquente dans la vieillesse qu'à tout autre âge; ceux qui ont passé leur vie dans le cabinet, qui se sont occupés de travaux sédentaires; ceux qui, par paresse, pour éviter de se lever la nuit, ont pris l'habitude d'uriner sur le côté ou en restant sur le dos; les vieillards qui se livrent à l'intempérance sont atteints bien plus communément de paralysie de vessie.

Symptômes. Elle commence par une faiblesse dont les malades ne s'aperçoivent pas, parce que le jet de l'urine n'a pas cessé d'être large; pour peu qu'ils y fassent attention, ils reconnaissent bientôt que la force expultrice de la vessie a diminué; l'urine, au lieu de s'élancer au loin, sort mollement, tombe même sur la chaussure des malades, qui ne sentent plus la dernière contraction du col de cet organe; l'émission se fait attendre un certain temps, et ne commence que goutte à goutte; bientôt la paralysie augmente, les malades font des efforts considérables pour se débarrasser de leurs urines sans pouvoir y parvenir.

Traitement. Injections toniques stimulantes, vineuses, cantharidées, selon les cas; introduction répétée de la sonde pour aider la vessie à se débarrasser de l'urine; ces moyens seuls suffisent pour la faiblesse de la vessie. Lorsque je rencontre la paralysie incurable, j'ai l'habitude d'employer certains agents mécaniques, faciles, point gênants; les malades, par l'emploi de ces moyens, peuvent garder leurs urines et les rendre à leur volonté.

Incontinence d'urine

CHEZ L'ENFANT, L'ADULTE ET LE VIEILLARD.

L'une des affections les plus désagréables et les plus fâcheuses des voies urinaires ne s'accompagne pas de douleurs.

Causes. Elle peut être la suite d'une affection de la moelle épinière, de la masturbation, de l'abus des boissons alcooliques, d'inflammations répétées du col de cet organe, tantôt de l'excès d'énergie ou de sensibilité de la vessie elle-même.

L'enfance et la jeunesse sont également sujettes à cette maladie.

Symptômes. Émission involontaire d'urines ; dans certains cas, l'incontinence a lieu d'une manière suivie ; dans d'autres, elle ne s'opère que pendant la nuit ; se manifeste très-souvent chez les vieillards atteints de paralysie de vessie.

S'observe aussi chez les femmes arrivées à la fin de la grossesse ; elle est causée par la pression constante qu'exerce la matrice sur la vessie ; elle succède quelquefois à la contusion qu'éprouve le col de cet organe pendant un accouchement laborieux.

Traitement. Enlever la cause, si l'incontinence d'urine est symptomatique ; si elle est essentielle, la traiter par la méthode des injections ; usage des toniques, des amers. Chez les jeunes enfants, chez les femmes lymphatiques, je fais, avec un grand avantage, usage des vins ferrugineux amers, de quinine à l'intérieur, et en injections. Si l'incontinence dépend d'une maladie de la moelle épinière, d'une cause traumatique, ou si elle est incurable, je remédie, autant que possible, à cette triste maladie par l'application d'instruments facilement portatifs, qui dissimulent, même aux malades, les inconvénients de leur infirmité.

Fistules urinaires.

Ulcères en forme de canal étroit plus ou moins profond, qui établissent des ouvertures anormales dans plusieurs points du canal de la vessie, et laissent filtrer l'urine en dehors de ces organes.

Causes. Surviennent lorsque cette poche membraneuse a été distendue outre mesure par l'urine, et qu'elle s'est rompue dans un de ses points ; se déclarent aussi à la suite des blessures graves sur le canal de l'urètre ; chez les femmes, par suite d'accouchements laborieux.

Les plus fréquentes sont, sans contredit, celles qui affectent l'urètre ; elles ont pour causes les plus ordinaires les rétrécissements négligés, la présence d'un calcul qui en détermine l'occlusion, les blessures directes, les contusions du périnée.

Symptômes. L'urine s'infiltre dans les tissus, y forme des dépôts, le contact incessant de l'urine avec les parties qu'elle baigne ; entretient l'irritation des plaies accidentelles, et empêche la cicatrisation des fistules.

Traitement. Emploi de la méthode urétroplastique, sonde à demeure, ligature, caustiques, compression, sutures des ouvertures fistuleuses, lotions aromatiques astringentes, etc.

Hématurie
(Pissement de sang).

Émission par l'urètre d'une quantité plus ou moins considérable de sang pur ou mêlé à l'urine ; on la distingue en *rénale,* urétrale et *vésicale* , suivant que le sang provient des *reins* , des *uretères* ou de la *vessie.*

Causes. L'inflammation des reins, de la vessie, etc.; etc., les chutes, les contusions sur la région lombaire, sur l'hypogastre ou le périnée, l'usage des cantharides ; suppression d'un flux hémorrhoïdal ou menstruel.

Symptômes. Dans certains cas, le sang s'écoule goutte à goutte par l'urètre ; dans d'autres, il sort abondamment et sans causer de souffrances ; enfin, il en est dans lesquelles il se coagule dans la vessie, s'arrête dans le canal, et s'oppose à l'expulsion de l'urine.

Traitement. Saignée, injections froides et astringentes dans la vessie et dans le rectum, bains de siége froids, topiques froids, usage de la méthode frigothérapique dans toute sa rigueur : introduction de la sonde dans l'urètre et la vessie.

Physiologie de l'appareil générateur.

Organes générateurs chez l'homme.

Se composent des glandes qui sécrètent le fluide séminal ; des vésicules qui le conservent en dépôt ; de la prostate et de l'organe apparent de la génération.

Glandes séminales. Au nombre de deux, l'une à droite, l'autre à gauche ; situées dans les bourses, elle sécrètent le fluide fécondant ; les canaux déférents le conduisent dans les vésicules séminales qui le gardent en dépôt, pour le transmettre au moyen des conduits éjaculateurs dans le canal de l'urètre, d'où il est projeté au dehors, lors du rapprochement sexuel, à l'aide de la puissance contractile des muscles qui l'environnent.

Prostate. Corps glanduleux qui embrasse le col de la vessie et une portion du canal de l'urètre. Ce corps, dans lequel s'ouvre un grand nombre de petits conduits excréteurs, fournit un fluide qui semble destiné à se mêler au liquide fécondant au moment de son émission.

Organe générateur physique (membre viril). Arrondi, d'une longueur variable, formé par une enveloppe cutanée, les corps caverneux, le gland et le canal de l'urètre.

Maladies de l'appareil générateur chez l'homme.

Phymosis.

Resserrement de l'ouverture du prépuce, qui ne permet pas à ce feuillet membraneux de se replier en arrière, pour mettre le gland à découvert ; il est naturel ou accidendel.

Causes. Un vice originel de conformation peut le produire ; il peut survenir à la suite de certaines maladies, ou de *manœuvres solitaires.*

Symptômes. Dans cette conformation anormale, l'ouverture du prépuce est rarement vis-à-vis l'ouverture du méat urinaire : ce défaut de parallélisme amène nécessairement des inconvénients du côté des voies urinaires, comme du côté des organes générateurs ; il peut en résulter des rétentions complètes d'urine, des concrétions calculeuses, etc., etc. ; fréquemment aussi, la stagnation de l'urine entre le prépuce et le gland, des douleurs, des excavations dans cette partie, et quelquefois une exfoliation gangréneuse.

Le phymosis s'oppose à l'érection des corps caverneux et leur donne une forme courbe, rend le rapprochement difficile et douloureux, s'oppose à la libre sortie et à la bonne direction des urines et de la liqueur fécondante.

Traitement. Tout entier du domaine chirurgical : réduction du phymosis, l'incision du prépuce ou son excision ; pansements appropriés, guérison assurée en peu de jours.

Orchite.

Inflammation d'un ou de deux testicules ; l'orchite peut être aiguë ou chronique.

Causes. Contusions, efforts violents, en levant des fardeaux ; la pression exercée par la brayette d'un pantalon, la rétention d'urine, le cathétérisme forcé ou intempestif, la présence d'un calcul dans la vessie, les manœuvres dans l'opération de la lithotritie, l'abus des plaisirs de l'amour et des boissons alcooliques, l'écoulement blennorrhagique, la suppression brusque de cet écoulement ; les injections irritantes dans le canal de l'urètre.

Symptômes. Douleurs vives et lancinantes dans l'intérieur du ou des testicules ; gonflement plus ou moins considérable de l'un ou des deux organes.

Traitement. Traitement antiphlogistique dès le début, d'une manière énergique. Si l'orchite est compliquée d'un écoulement blennorrhagique, il faut l'entretenir pendant le traitement ; cataplasmes émollients et narcotiques, frictions résolutives, bains, laxatifs, repos horizontal, usage du suspensoir, régime sévère.

Prostatite.

TUMEURS ET ENGORGEMENTS DE LA PROSTATE.

Par son voisinage avec la vessie, ainsi que par sa connexion et ses sympathies avec les organes générateurs, la prostate, en état de maladie, influe toujours d'une manière fâcheuse sur les fonctions urinaires et sur celles de la génération.

Cette glande peut être seulement irritée, sensible et douloureuse, sans cependant que son volume soit augmenté ; elle peut, en d'autres cas, être le siége d'une fluxion sanguine, devenir très-volumineuse, passer à l'état d'engorgement, d'induration, et arriver à la désorganisation complète.

Causes. Fréquentes et multipliées, elles résident dans les excès de tous genres, dans ceux des plaisirs vénériens, dans l'abus des boissons alcooliques, dans l'habitude de la masturbation, dans les contusions de cet organe, etc.

Symptômes. En état de simple inflammation, la prostate augmente le besoin d'uriner, rend l'émission pénible, difficile et douloureuse, prédispose aux pertes séminales; lorsqu'elle est accompagnée de gonflement, elle peut s'opposer entièrement au cours de l'urine, amener l'inflammation du col de la vessie, le catarrhe vésical et les rétentions complètes, l'impuissance, et s'opposer au rapprochement; rendre la sortie de la liqueur fécondante douloureuse, difficile et même impossible.

Traitement. Détruire les causes; remédier aux accidents consécutifs. Antiphlogistiques dans certains cas; résolutifs dans d'autres. Cautérisation de la glande, bains locaux et généraux, cataplasmes émollients et narcotiques, douches périnéales ascendantes; emploi conditionnel des moyens chirurgicaux.

Spermatorrhée.

PERTES SÉMINALES. POLLUTIONS DIURNES ET NOCTURNES.

Consiste dans l'écoulement involontaire du fluide fécondant hors l'état du rapprochement.

Elle se divise en *pollutions* et en *pertes séminales*, proprement dites.

Dans le premier cas, toute émission de semence, le jour ou la nuit avec sentiment, rêve voluptueux, sensation nerveuse ou attouchement.

Dans le second, tout écoulement involontaire du fluide, sans attouchement, excitation ni rêve voluptueux.

La spermatorrhée est fort grave; ses funestes accidents atténuent l'intelligence, le moral et le physique.

Causes. Elle reconnaît deux sortes de causes: les unes *prédisposantes*, les autres *permanentes*.

Dans les *causes prédisposantes*, je range la colère, les mauvaises habitudes de l'enfance ou de la jeunesse, l'onanisme, l'incontinence ou les rétentions d'urine, les blennorrhagies et les maladies vénériennes.

Dans les *causes permanentes*, la goutte, les rhumatismes, les travaux de cabinet, la contention d'esprit, l'extrême continence, l'exercice immodéré du cheval, la constipation opiniâtre, l'abus des plaisirs de l'amour et celui des liqueurs fortes, les maladies des voies urinaires, etc.

Symptômes. Les maladies de la prostate communiquent à toute l'étendue de la membrane muqueuse de l'urètre un état d'irritation, qui se propage aux canaux éjaculateurs, aux vésicules séminales, aux vaisseaux séminifères ; ceux-ci acquièrent une dilatation passive, par suite du refoulement de l'urine, son accumulation derrière la prostate. L'état d'excitation de la prostate et de ses annexes se communique au col de la vessie, aux reins, et détermine le besoin fréquent d'uriner.

Traitement. Enlever les causes. Régime alimentaire particulier, toniques à l'intérieur, hygiène spéciale. Lavements froids, bains de siége froids, cathétérisme, cautérisations prostatiques ; injections toniques, stimulantes ou narcotiques, selon les indications.

Impuissance chez l'homme.

L'incapacité d'exercer l'acte générateur est due soit à une maladie chronique de la moëlle épinière, du cervelet, de la prostate ou des organes de la génération, et n'existe que chez l'homme.

Causes. De deux natures : les vices de conformation de l'appareil génital, qui entravent plus ou moins la copulation ; l'imperforation du gland, la longueur excessive du prépuce, l'adhérence du prépuce au gland, le phymosis, l'engorgement de la prostate, la faiblesse des organes génitaux, conséquence de jouissances vénériennes anticipées, la spermatorrhée, l'onanisme ; l'absence d'érection, les chagrins, les affections profondes de l'âme, les méditations soutenues, l'excessive vivacité des désirs, l'excès de l'amour.

Symptômes. L'impuissance *n'est que passagère,* tant qu'elle ne dépend que d'une cause qui n'affaiblit que momentanément les organes générateurs, ou quand elle ne dérive que d'une affection morale qui a suspendu accidentellement leur activité ; elle est *permanente,* lorsque la cause qui la produit persiste et tient sans cesse les organes génitaux sous son influence.

Traitement. Détruire les causes qui ont produit ou qui entretiennent l'impuissance ; hygiène et régime spéciaux ; usage raisonné des aphrodisiaques, cautérisation de la prostate ; douches froides, bains russes.

Maladies de l'appareil générateur chez la femme.

Écoulements.

PERTES OU FLUEURS BLANCHES.

Consistent dans un écoulement muqueux qui baigne les parties génitales de la femme.

Cette triste affection épuise plus ou moins les femmes et présente des différences importantes, par rapport à la quantité plus ou moins abondante de l'écoulement, à la couleur, qui, tantôt passe du blanc albumineux et du vert foncé au gris sale et fétide ; enfin à sa densité.

Causes. Elles peuvent dépendre du tempérament lymphatique, d'une constitution molle, lâche ou faible, d'une affection blennorrhagique ; d'une altération du sang, d'un état d'exaltation ou de faiblesse des organes génitaux , d'une infection syphilitique, et aussi quelquefois de la présence d'un squirrhe ou d'un cancer de matrice.

Symptômes. Écoulement vaginal continuel plus ou moins abondant ; d'une matière, de couleur et de consistance variables ; odeur fétide, nauséabonde ; tiraillement d'estomac ; dérangement dans les digestions ; faiblesse générale ; amaigrissement ; paleur ; phénomènes morbides variables et proportionnés à la quantité de la perte blanche.

Traitement. Rechercher le principe de cette affection dans les conditions physiques, morales ou hygiéniques qui entourent la femme ; le modifier ou le détruire ; cautérisation répétée de toute ou partie de la muqueuse vaginale ; alimentation et hygiène spéciales ; toniques et stimulants ; bains locaux anti-leucorrhéiqués, douches composées ascendantes et froides, à jet continu, à l'aide d'un appareil hydrothérapique de mon invention.

Maladies de matrice.

INFLAMMATIONS , ENGORGEMENTS, CHUTES, DESCENTES, PROLAPSUS CANCER.

Ce n'est point ici le lieu de décrire les différentes maladies qui peuvent tour à tour et simultanément affecter la matrice ; en les énonçant ici mon seul but est de prémunir les femmes contre l'invasion, la marche et le progrès de cruelles affections qui s'attachent à l'organe qui joue chez elles le rôle le plus important. Puissent ces conseils les rendre vigilantes et attentives à surveiller constamment des phénomènes qui, en apparence , légers quelquefois, les exposent néanmoins à de graves souffrances d'abord, puis, plus tard, à des maux devenus incurables par leur négligence.

L'absence de douleurs, dans l'existence de ces maladies, plonge les malheureuses femmes dans une trompeuse sécurité ; une pudeur malentendue contribue encore à leur faire ignorer l'état grave dans lequel elles se trouvent, c'est ainsi qu'elles arrivent promptement à l'incurabilité.

Causes. Les maladies de matrice annoncent quelquefois leur funeste présence chez les jeunes personnes d'une constitution lymphatique et scrofuleuse ; l'irrégularité du flux menstruel, les suppressions, les écoulements leucorrhéiques les y prédisposent. On les observe bien plus fréquemment chez les femmes qui ont eu des grossesses, des accouchements pénibles, chez celles qui n'ont point pris de précautions suffisantes après la délivrance; Les maladies de la matrice existent rarement dans les campagnes ; elles se rencontrent peu dans les petites villes; elles se trouvent fréquemment dans les grandes cités, où l'habitude des plaisirs mondains et la coquetterie font commettre aux femmes mille imprudences. Les vêtements serrés, les corsets étroits, les ceintures, la danse prolongée, l'abus de l'équitation, sont autant de causes sous l'influence desquelles on les voit se développer, etc., etc.

D'autrefois elles consistent dans une affection nerveuse de cet organe, dans un état inflammatoire; dans une altération organique de son tissu propre, de son corps ou de son col ; tantôt dans des engorgements ou des déplacements, dans un état squirrheux, dans la dégénérescence cancéreuse : chacun de ces états révèle un caractère plus ou moins tranché, quoiqu'il puisse n'être annoncé, dans certaines circonstances, par aucun symptôme.

Symptômes. L'irrégularité des menstrues, les pesanteurs abdominales, les tiraillements dans les reins et dans les aines, les écoulements et les pertes de toute nature, la difficulté dans la marche, tels sont en général les signes qui révèlent les affections de la matrice.

A ces caractères, la femme ne doit plus se méprendre, car elle porte en elle le germe d'une maladie toujours dangereuse ; elle doit donc, sans attendre, recourir aux lumières *d'un spécialiste* qui, à l'aide des moyens sanctionnés par la science et la pratique, procédera avec habileté à l'examen de la maladie d'abord, puis posera ensuite les bases vraies du traitement qui doit amener la guérison.

Traitement. Le toucher et l'observation, à l'aide du speculum, sont les moyens d'exploration qui doivent toujours être employés, qui mettent la malade et le praticien à l'abri de toute surprise et conduit ce dernier aux véritables moyens de traitement, sur lesquels je suis obligé de ne m'expliquer ici que sommairement. Ces moyens consistent, tantôt dans des injections, des bains locaux, des saignées locales et générales, une médication interne, le repos, la position, le régime ; enfin, selon les cas, la nature des affections, les diverses conditions thérapeutiques et hygiéniques, indiquées par l'observation et l'expérimentation pratique doivent varier, changer ou se modifier.

Stérilité

État particulier des organes de la génération chez la femme qui met obstacle à la fécondation.

Causes. Vices de conformation visibles ou occultes; disposition organique toute particulière qui s'oppose à la conception au moment de l'acte, lequel se trouve ainsi annihilé, bien qu'il se soit passé régulièrement.

Les maladies de l'utérus, l'absence de cet organe, l'adhérence de ses parois; le manque ou l'oblitération de son ouverture, une péritonite chronique, une affection cancéreuse, l'hydropisie, les flueurs blanches, les pertes habituelles, les règles immodérées peuvent aussi être des causes de stérilité.

Symptômes. L'examen attentif et minutieux des parties génitales chez la femme, et le toucher, sont les guides à l'aide desquels on parvient à découvrir les symptômes de la stérilité et à déterminer l'emploi des moyens les plus propres à faire cesser cette affligeante infirmité.

Traitement. Conditions hygiéniques particulières; habitudes; médication interne et externe; quelquefois un traitement fort simple, d'ordinaire de simples précautions suffisent pour faire disparaître les obstacles qui excluent beaucoup de femmes des jouissances et des consolations maternelles.

Des maladies vénériennes
Chez les deux sexes.

DE LEUR INFLUENCE SUR LES ORGANES GÉNITAUX ET URINAIRES; DE LEUR TRAITEMENT SPÉCIAL ET RATIONNEL.

Parmi les causes qui déterminent, le plus fréquemment, des affections des organes génito-urinaires chez l'homme, des maladies des parties génitales chez la femme, je dois, en première ligne, placer les affections vénériennes.

Chez l'homme, l'abus des plaisirs de l'amour détermine facilement l'impuissance, les inflammations du canal de l'urètre, de la prostate, des testicules et de leurs annexes; le rapprochement avec une femme malsaine amène des écoulements, des ulcérations qui envahissent les organes générateurs.

Chez la femme, les accidents ne sont pas d'une moindre gravité; c'est, en effet, sous les mêmes influences, que se développent les maladies de matrice, les écoulements de différentes natures, si rebelles à l'emploi des moyens thérapeutiques dirigés contre eux.

Chez l'homme, ces maladies donnent lieu à des rétrécissements du canal de l'urètre, à des fistules urinaires, à des engorgements et à des tumeurs de la prostate, à des maladies de testicules, à l'hydrocèle et au sarcocèle.

La prostate et la vessie ne peuvent rester étrangers à tant de désordres; les reins deviennent sympathiquement malades; la néphrite, la gravelle, le catarrhe de vessie, sont des conséquences obligées des maladies contractées primitivement sous l'influence d'affections vénériennes.

La femme, moins exposée par sa conformation aux maladies de l'urètre, le sera davantage à celles qui viendront successivement envahir le vagin, le col de la matrice, la matrice elle-même; affections graves, douloureuses et longues dans leur terminaison, si un traitement actif et bien dirigé ne vient enrayer leurs progrès toujours croissants et funestes; les abcès, les indurations de tissus, les cancers de matrice, ne manqueront pas d'être la suite de négligence ou de traitements confiés à l'ignorance ou à l'empirisme.

C'est au début de ces affections qu'il importe de suivre un traitement intelligent et rationnel. La méthode des injections tant préconisée dans les blennorrhagies et dont on a tant abusé, a souvent été suivie de résultats funestes, en causant des rétrécissements de l'urètre, des engorgements de la prostate, des cystites, etc.

Le poivre cubèbe et le baume de copahu sont souvent aussi des causes d'irritation pour les membranes muqueuses de l'estomac.

Ces importantes considérations m'ont fait préférer l'emploi de la méthode dépurative amère, exempte d'inconvénients, dont j'ai constamment retiré de bons effets, tant dans les maladies vénériennes récentes, que dans celles qui dataient de longues années.

Voir, pour plus de détails, l'ouvrage intitulé :

GUIDE DES MALADES
ATTEINTS D'AFFECTIONS
DES VOIES URINAIRES
ET DES
Organes générateurs
CHEZ LES DEUX SEXES

TELLES QUE : Catarrhe de vessie.—Rétention et incontinence d'urine.—Rétrécissements de l'urètre.—Fistules urinaires.—Gravelle.—Pierres, calculs ou polypes dans la vessie.—Pertes séminales diurnes.—Onanisme et ses suites.—Maladies de la prostate.—Impuissance chez l'homme.—Stérilité chez la femme.—Maladies de matrice.—Maladies vénériennes chez les deux sexes et celles qui en dépendent.

Exposé du traitement spécial qui convient à chacune d'elles,
d'après l'observation, l'expérimentation pratique
et la méthode particulière

DE
M. GŒURY-DUVIVIER,

De la Faculté de médecine de Paris,—Bachelier ès-lettres et ès-sciences.
—Ex-médecin du Bureau de bienfaisance du septième arrondissement,
—Membre du Comité de salubrité,—Ex-Chirurgien-major,—Officier
du Mérite militaire,—FONDATEUR DU DISPENSAIRE.

Quatrième édition, revue, corrigée, et considérablement augmentée, enrichie de figures et de planches anatomiques représentant les organes urinaires et les organes générateurs.

Paris.—Imprimé chez Bonaventure et Ducessois,
55, quai des Augustins.

Guide des Malades

ATTEINTS D'AFFECTIONS

DES VOIES URINAIRES

OU DES

ORGANES DE LA GÉNÉRATION

Telles que:

CATARRHE DE VESSIE.—RÉTENTION ET INCONTINENCE D'URINE. RÉTRÉCISSEMENTS DE L'URÈTRE.—FISTULES URINAIRES.—GRAVELLE. PIERRES, CALCULS OU POLYPES DANS LA VESSIE.—PERTES SÉMINALES NOCTURNES ET DIURNES.—ONANISME ET SES SUITES.—MALADIES DE LA PROSTATE.—IMPUISSANCE CHEZ L'HOMME.—STÉRILITÉ CHEZ LA FEMME. MALADIES VÉNÉRIENNES CHEZ LES DEUX SEXES, ET CELLES QUI EN DÉPENDENT.

Exposé du TRAITEMENT SPÉCIAL qui convient à chacune de ses maladies D'APRÈS L'OBSERVATION ET L'EXPÉRIMENTATION PRATIQUES;

PAR

M. GOEURY-DUVIVIER ✿ ❋

De la Faculté de Paris, Bachelier ès Lettres et ès Sciences, ex-Médecin du Bureau de Bienfaisance du 7e arrondissement, Membre honoraire du Comité de Salubrité, ex-Chirurgien-Major au 2e corps d'Armée polonaise, Officier de l'Ordre du Mérite Militaire de Pologne, etc., etc.

Fondateur du Dispensaire médico-chirurgical Saint-Côme,

ÉTABLI DEPUIS 15 ANS et consacré au

TRAITEMENT SPÉCIAL des maladies des Organes GÉNITO-URINAIRES.

Quatrième Édition

1 vol. in-8° de 600 pages avec figures

Représentant les ORGANES URINAIRES et les ORGANES GÉNÉRATEURS.

Prix : 5 francs pour Paris;

Pour la Province, franco, contre un bon sur la poste, 6 fr. 50 c.

PARIS

CHEZ L'AUTEUR, 134, RUE DE RIVOLI (au coin de la rue du Roule).

Chez LEDOYEN, libraire, Palais-Royal (Galerie d'Orléans), 31.